AF361040

CONSIDÉRATIONS

SUR

L'ÉTAT DE LA MÉDECINE EN FRANCE,

DEPUIS

LA RÉVOLUTION JUSQU'A NOS JOURS.

CONSIDÉRATIONS

SUR

L'ÉTAT DE LA MÉDECINE EN FRANCE,

DEPUIS

LA RÉVOLUTION JUSQU'A NOS JOURS;

Par J.-B. REGNAULT,

Chevalier de l'Ordre de St.-Michel, Médecin consultant du Roi, Médecin en chef adjoint de l'Hôpital de la Garde Royale, Médecin des Pages de S. M., Membre de plusieurs Sociétés savantes, etc. etc. etc.

Medicinæ utilitas deorum immortalium inventioni est consecrata.
Cicero, *Tuscul.*, lib. 3.

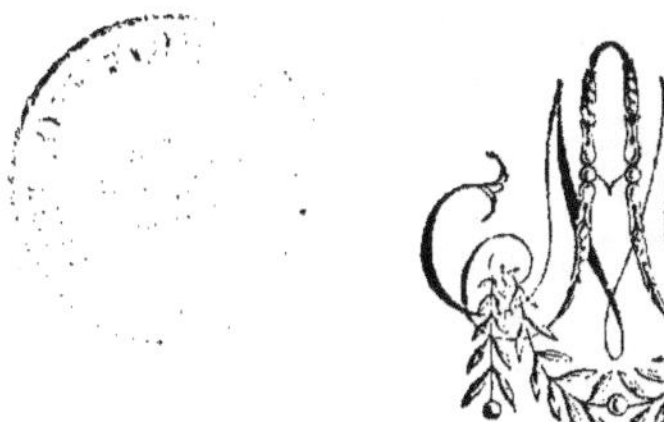

A PARIS,

Chez MÉQUIGNON-MARVIS, Libraire, rue de l'École de Médecine, n°. 3.

1819.

CONSIDÉRATIONS

SUR

L'ÉTAT DE LA MÉDECINE EN FRANCE,

DEPUIS

LA RÉVOLUTION JUSQU'A NOS JOURS.

Si dans les beaux-arts l'enthousiasme peut conduire à de grands et brillans résultats, il n'en est pas de même dans les sciences où son influence est presque toujours nuisible. Cependant quelques écrivains blâment tout dans le tems où nous vivons, et ne voient rien de bon ni de beau que dans le tems passé ; d'autres, non moins exclusifs, regardent le tems présent comme le siècle des lumières, et ne voient avant lui que ténèbres et barbarie. L'homme sage tâche d'éviter également ces deux écueils, et de trouver la vérité entre les extrêmes.

L'esprit humain semble être constamment travaillé du besoin d'alimenter son insatiable curiosité. De cette propension irrésistible vers le nouveau, autant que de la marche progressive de l'observation, sont nées toutes les théories médicales qui tour-à-tour ont dominé depuis Hippocrate jusqu'à nos jours.

L'instabilité de ces théories, les nuances apparentes que présente le tableau de la pratique de l'art de guérir chez la plupart des médecins, paraissent d'abord autoriser à prononcer que la médecine est la moins exacte, la plus conjecturale de toutes les sciences. Cette idée tout-à-fait fausse n'a été que trop accréditée par la critique injuste autant qu'imprudente, dirigée contre l'ancienne pratique médicale, et par les éloges outrés donnés aux travaux des nouvelles écoles.

Que doivent penser les gens du monde, d'une science qui, dit-on, après deux mille ans d'existence, change entièrement de face dans le court espace de vingt ans? A leurs yeux, la médecine n'est qu'un vain étalage de règles sans bases fixes, de préceptes sans utilité ; l'incertitude est son partage ; ses résultats, dans l'état social, sont nuls ou même dangereux, et l'art de guérir n'est qu'un de ces heureux mensonges qui consolent l'espèce humaine en lui voilant de tristes réalités.

C'est ainsi qu'un préjugé populaire a été renforcé par les circonstances même qui devaient le détruire. Alors que la médecine voyait se consolider chaque jour davantage les axiômes qui la constituent réellement , l'opinion défavorable qu'on en avait conçue s'est fortifiée de plus en plus.

Il serait facile de démontrer que cette prétendue versatilité dérive soit des progrès annuels et nécessaires d'une science que l'expérience et l'observation enrichissent peu-à-peu, soit d'un changement plus ou moins heureux dans le langage ou dans des considérations purement théoriques. Si nous parvenons à prouver qu'il n'existe pas autant de différences qu'on pourrait le croire au premier coup-d'œil , entre la méthode des praticiens d'autrefois et celle des praticiens d'aujourd'hui , n'aurons-nous pas contribué à prouver que la médecine, loin d'être conjecturale, est basée sur l'observation; qu'elle a des préceptes fixes, des méthodes sûres , des moyens héroïques et des succès brillans, aussi glorieux pour le médecin qu'utiles à l'humanité , et que les modifications qui lui sont imprimées par le tems , prouvent la solidité de ses principes au lieu d'en dévoiler l'instabilité ?

Examinons un instant ce qu'était la médecine en France, et surtout à Paris, avant la révolution ; comparons ce qu'elle était alors avec ce qu'elle est aujourd'hui; fixons principalement notre attention sur la pratique de l'art, et l'on verra qu'à quelques innovations près , la médecine est toujours la même, et que ses bases n'ont pas varié.

Nous indiquerons non-seulement la part que l'on doit accorder aux médecins des anciennes facultés , dans l'impulsion donnée aux sciences médicales à l époque de la révolution, mais encore nous montrerons avec quelle ardeur les professeurs et les élèves des nouvelles écoles ont reçu et favorisé cette impulsion, et nous signalerons rapidement les résultats des travaux entrepris en France depuis trente ans pour le perfectionnement de l'art de guérir.

Le sujet est immense et pourrait facilement faire la matière d'un volume ; nous nous bornerons à des considérations générales qui fourniront peut-être quelques documens utiles à l'historien véridique de la médecine aux XVIIIe. et XIXe. siècles. Nous ne pourrions entrer dans de grands détails sans dépasser les limites d'un Mémoire; cependant nous espérons en dire assez pour remplir le but que nous nous sommes proposé.

Dans l'examen auquel nous allons nous livrer, notre seule ambition est d'éviter également l'adulation et la satire. Les hommes assez riches de leur propre fonds pour ne pas craindre qu'on examine leurs titres à la gloire, applaudiront à notre franchise.

Nous ne prononcerons le nom d'aucun auteur vivant, afin de laisser au public, toujours équitable, le soin de faire d'honorables applications qui plaisent à ceux qui en sont les objets, plus que ne pourrait le faire l'opinion d'un seul. En agissant ainsi, nous espérons ôter aux éloges ce qu'ils ont de fade, et au blâme ce qu'il a d'amer. Ceux qui nous désapprouveront montreront plus d'amour-propre que de délicatesse, plus d'avidité pour la louange que de jus-

tesse d'esprit, et nous saurons nous mettre au dessus
de leur censure.

Si nous voulions remonter à l'origine de l'art de
guérir , nous dirions comment l'expérience d'Hippocrate , léguée par ce grand homme à la postérité,
devint le patrimoine de ses descendans , puis celui des
médecins habiles de tous les tems et de toutes les
nations éclairées. On verrait les sublimes rêveries de
l'antiquité orner ou plutôt surcharger les sentences
du divin vieillard , en altérer même le sens, mais ne
jamais les faire oublier. On verrait les grecs , les latins ,
les arabes , les italiens , les français , les allemands , les
anglais et les espagnols , ajouter peu-à-peu quelques
lignes aux tablettes immortelles du prince des médecins , grossir insensiblement le trésor de l'expérience ,
livrer un combat à outrance aux sectaires qui ont voulu
proscrire la mémoire d'un grand homme dont le nom
seul était pour eux une réfutation et même une
satire.

Sans doute on a mêlé bien des erreurs, bien des hy-
pothèses stériles à la doctrine d'Hippocrate, mais cette
doctrine est restée immuable au milieu de tout le clin-
quant systématique dont on l'a surchargée ; elle est
demeurée chère à tous les médecins qui se sont livrés
spécialement à la pratique de l'art. Les plus sages n'ont
pourtant point dédaigné les produits d'une observation récente ; ils ont su tirer parti, au grand avantage
d'l'humanité, des travaux de leurs contemporains, en
ayant soin de les dégager de toutes les explication

incohérentes , ou du moins toujours inutiles , qui les défiguraient. Oui , lorsque les dogmes du galénisme, de l'iatro-chimie, du boerhaavisme, absorbaient toute l'attention du vulgaire des médecins, un petit nombre d'observateurs judicieux, dociles à la voix de la nature et de la vérité , n'écoutaient que les leçons de l'expérience, et souriaient sans aigreur aux déclamations des admirateurs fanatiques des systêmes prédominans.

Ce n'est donc pas d'aujourd'hui seulement qu'on a eu l'heureuse idée de s'en tenir aux faits , tels que la nature nous les offre; ce n'est pas seulement d'aujourd'hui qu'il y a eu des hommes dont l'esprit sévère dédaigne également le solidisme et l'humorisme , le mécanisme et le brownisme. De tous tems il a existé des médecins qui, après avoir à l'aide de l'analyse, si naturelle à l'esprit humain , déduit de l'aspect du malade toutes les données nécessaires sur son idiosyncrasie , se sont contentés d'étudier les symptômes, de chercher le siége du mal , pour en conclure par analogie la nécessité d'employer tels ou tels moyens dont l'expérience , seul juge en ce point important , leur avait démontré l'efficacité.

Les progrès de l'anatomie , sans rien changer à ces principes, ont donné une marche plus assurée aux bons esprits qui suivent cette excellente méthode.

Si jadis les connaissances anatomiques étaient moins répandues qu'à présent, ce n'est pas que leur utilité fût méconnue, c'est qu'il fallait un courage peu commun pour aller s'enfermer dans des repaires affreux infectés des débris de cadavres gardés depuis deux mois ; c'est qu'il fallait s'exposer aux dangers presqu'inévitables d'une maladie souvent mortelle, pour aller recevoir une instruction dont tous les bons esprits étaient pourtant avides. Les écrits de Lecat leur inspiraient toute l'ardeur nécessaire pour surmonter les obstacles sans nombre que leur opposait un mode défectueux d'enseignement.

La mémoire d'A. Petit mérite aussi d'être rappelée ; aussi habile professeur que grand praticien, il savait ôter à l'anatomie toute son aridité, et donner à ses leçons un charme peu commun.

On étudiait l'anatomie pathologique dans les écrits de Bonnet, de Morgagni, de Lieutaud, et sur les pas de Desbois de Rochefort ; la physiologie et l'anatomie comparée dans l'immortel ouvrage de Haller, et dans les cours de l'éloquent Vicq-d'Azyr ; de Vicq-d'Azyr, dont l'élocution était si élégante, dont le savoir était si profond, dont les vues étaient si élevées ; de Vicq-d'Azyr enfin, trop oublié de nos jours, et qui pourtant doit être à juste titre considéré comme le fondateur de l'enseignement physiologique dans l'école de Paris. L'ami de la vérité lit avec plaisir le bel éloge de ce grand homme, tracé par la plume éloquente de l'auteur de la Nosologie naturelle. Pourquoi tous ses élèves n'ont-ils pas rendu à leur maître la justice qu'ils lui devaient ? Ce reproche ne tombe point sur le savant éditeur des œuvres complètes du Secrétaire perpétuel de la Société Royale de Médecine.

Un médecin que les deux branches de l'art réclament également, et qui fournit depuis long-tems la plus

honorable carrière , comme professeur et comme praticien , conçut et exécuta le premier le projet d'une
anatomie médicale. Cet ouvrage n'est pas le moindre
de ses titres à la gloire, que lui ont surtout mérité ses
excellens traités sur divers points de médecine pratique. Appelé à la première place, près d'un Mo-
narque appréciateur éclairé du vrai mérite , ce véné-
rable doyen des médecins de France représente dignement deux âges d'une science à laquelle il a atta-
ché son nom d'une manière brillante.

A l'époque qui nous occupe , Sauvages servait de
guide dans l'étude de la nomenclature des maladies,
de leurs diverses espèces et de leurs variétés. On ne se
dissimulait pas les imperfections de sa Nosologie; mais
ces défauts, rachetés par de grands avantages, n'é-
taient aucunement dangereux. Cullen vint d'ailleurs
réduire le cadre des maladies à de plus justes pro-
portions , et diminuer le nombre des espèces évidem-
ment trop multipliées par le savant professeur de
Montpellier.

L'ouvrage de Gaubius était, il est vrai, le seul manuel qu'on eut alors sur la science des maladies; mais
s'il a vieilli, du moins aucun autre , digne de lui être
comparé , ne l'a encore remplacé.

La méditation des écrits de Baillou, de Sydenham, de
Baglivi, d'Hoffmann, de Boerhaave et de Van-Swieten,
dont la lecture est trop négligée maintenant; la clinique de Desbois de Rochefort, l'étude de sa matière
médicale, ses grandes leçons de pratique, complé-
taient le stage du jeune médecin vraiment jaloux de

se préparer dignement à l'exercice de la plus honorable des professions.

Pendant que Louis, Sabatier, Peyrhile, Desault et
Baudelocque éclairaient dans leurs cours une jeunesse
avide de savoir, l'immortelle Académie de chirurgie
dictait à la chirurgie européenne des lois qui sont encore respectées, et laissait dans la collection de ses
mémoires un héritage à jamais célèbre.

Macquer, Darcet, Lavoisier, Fourcroy et Guyton-
de-Morveau préparaient, par leurs travaux et leurs
découvertes, les succès des chimistes qui les ont
remplacés. Nous devons avouer que les successeurs
de ces hommes célèbres ont été justes et reconnaissans
envers leurs maîtres; aussi nous plaisons-nous à rendre
hommage à leur bonne foi. Pourquoi faut-il qu'on ne
puisse en dire autant de tous les médecins !

Baumé, malgré son opposition à la nouvelle nomenclature chimique, sera toujours une autorité en phar-
macie : son ouvrage est encore le manuel de tous les
pharmaciens de l'Europe.

Après avoir très-succinctement indiqué la marche
suivie dans les études médicales avant la révolution,
voyons quelles idées pratiques étaient alors généralement adoptées.

Beaucoup de gens croient ou plutôt feignent de
croire qu'il y a trente ans, saigner et purger d'une manière purement empirique formait tout le code du
médecin praticien. C'est ainsi que l'ignorance et la

mauvaise foi conspirent à l'envi contre la vérité. Rien de plus facile que de répondre aux contempteurs de l'ancienne pratique médicale.

La doctrine des fièvres était, il faut l'avouer, fondée seulement sur les symptômes; ces maladies étaient considérées comme des affections générales de l'économie, surtout par le praticien ennemi de toute hypothèse; mais les choses n'en allaient pas plus mal, car une théorie trop exclusive n'avait point encore appris aux médecins à ne voir partout qu'excès de force ou de faiblesse. Un pouls dur et fréquent ou concentré, une chaleur intense à la peau, la sécheresse, la rougeur de la langue déterminaient le vrai praticien à prescrire sur-le-champ une ou deux saignées, selon les forces du sujet; il savait, d'après Sydenham, Stoll, Van-Swieten, et surtout d'après l'observation, qu'un traitement trop échauffant hâte, dans de telles circonstances, le développement des symptômes auxquels on donnait alors le nom de fièvre putride, sans que cette dénomination nuisît en rien à la marche assurée du médecin. Bientôt d'ailleurs Selle fit paraître sa pyrétologie, qui fut accueillie en France avec le plus vif empressement, et dont on a voulu depuis trop atténuer le mérite.

On n'était pas aussi prodigue de purgatifs qu'on veut bien le dire aujourd'hui; pour s'en convaincre, il suffit de lire ce que Desbois a dit sur les cas où ils sont indiqués. Stoll, dans ses immortels écrits, qui alors étaient entre les mains de tous les élèves et de tous les praticiens, Stoll signale avec force les inconvéniens de l'abus de ces moyens si utiles dans certaines circonstances, si nuisibles dans beaucoup d'autres. Sans doute quelques médecins avaient une sorte de prédilection pour les remèdes évacuans; mais n'en est-il pas encore de ce genre? L'esprit humain sait rarement garder un juste milieu, et c'est le partage du plus petit nombre des gens de l'art, de n'avoir ni haine ni amour pour les divers instrumens que les trois règnes de la nature mettent à leur disposition.

On ne prodiguait point les vomitifs comme on a fait depuis; on savait combien il faut être réservé dans l'emploi de ces moyens violens, et l'on n'en était pas encore venu au point d'administrer indistinctement l'émétique au début de toutes les maladies. On savait que, dans quelques cas où ce remède héroïque paraît contr'indiqué, il agit pourtant avec une grande efficacité; mais son emploi dans ces cas peu communs était réservé aux praticiens les plus expérimentés, tandis que maintenant le plus chétif *guérisseur* le prescrit à tous ses malades indistinctement, avec une assurance imperturbable qui étonnerait, si l'on ne reconnaissait de suite l'ignorance agissant à tort et à travers sur l'autorité d'autrui.

Les vésicatoires étaient souvent employés, moins encore comme évacuans que comme puissans moyens de dérivation et d'excitation.

Alphonse Leroi avait déjà enseigné tout le parti que l'on peut tirer de l'application des sangsues, principalement dans les convulsions des enfans, et nous

nous félicitons d'avoir favorisé l'introduction de cette pratique salutaire en Angleterre.

Les phlegmasies aiguës, dont l'histoire a été éclairée d'une si vive lumière, par les progrès de l'anatomie pathologique depuis Morgagni, n'étaient guère moins bien connues qu'à présent. Il restait cependant quelque chose à faire pour leur classification méthodique, mais leur état chronique avait déjà fixé l'attention de quelques praticiens célèbres. On connaît les recherches de Stoll sur les phlegmasies latentes, recherches qui depuis ont servi de modèle à tous les travaux entrepris pour approfondir le diagnostic des inflammations lentes et peu douloureuses.

Il serait trop long de parcourir ainsi tout le cadre nosologique et de dire comment, à l'époque qui nous occupe, chacune des maladies étaient considérées et surtout comment on les traitait; qu'il suffise de dire que les vues éminemment pratiques de Baillou, de Sydenham, de Baglivi, de Stoll, de Rivière, de Bordeu, de Fouquet, de Lorry, de Quesnay, de Bouvard et de Barthez dirigeaient les jeunes médecins dans le traitement de leurs malades, mais que l'expérience était toujours consultée dans l'administration des moyens curatifs.

Si nous voulions insister sur le tableau de la médecine en France, avant la révolution, nous aurions à montrer qu'alors, comme à présent, Paris était le centre des lumières en médecine; qu'à la formation des nouvelles facultés les professeurs apportèrent les traditions qu'ils avaient recueillies dans les anciennes écoles, et, pour être justes, nous ajouterions qu'ils ont eux-mêmes puissamment contribué aux progrès ultérieurs de l'art de guérir.

L'anatomie descriptive, enseignée avec tant de soin par Desault, a donné naissance à plusieurs traités plus complets que ceux de Winslow et de Sabatier. Cependant ces nouveaux ouvrages n'ont pas ajouté beaucoup à ceux de ces célèbres anatomistes, qui avaient eu le bon esprit de ne pas surcharger la mémoire des élèves de détails dont les chirurgiens eux-mêmes ne tirent que peu d'utilité.

L'anatomie comparée a fait un grand pas et fourni de précieuses lumières à la physiologie. C'est sur-tout aux Français qu'on doit en attribuer l'honneur ; un traité sur cette science, publié par le premier de nos naturalistes, a mérité les suffrages de l'Europe savante et animé de la plus heureuse émulation les laborieux anatomistes de l'Allemagne. Plusieurs parties de l'Histoire Naturelle ont été traitées avec un grand succès par les collaborateurs du savant illustre que nous venons de désigner, et sous ce rapport la France sert encore de modèle à l'étranger.

Les grandes vues physiologiques de Haller, de Bordeu, de Grimaud, de Barthez, de Vicq-d'Azyr et de Dumas, recueillies et appréciées par Bichat, qu'inspirait un habile maître, lui communiquèrent une ardeur généreuse, et bientôt riche lui-même d'un grand nombre de faits, il y joignit tous ceux qu'avaient observés les grands hommes que nous venons de citer ;

dès-lors le nom d'anatomie générale fut donné à une partie de l'anatomie, qui jusque-là n'avait point formé un corps de doctrine.

On nous comprendrait mal si l'on pensait que nous voulons porter atteinte à la gloire justement acquise dont la postérité reconnaissante a gratifié Bichat ; mais nous ne pouvons nous empêcher de dire qu'il n'a pas été juste envers un grand nombre d'auteurs , et notamment envers Haller et surtout Barthez, dont il dit à peine un mot.

C'est ici le lieu de signaler une coutume déloyale qui s'est introduite en France, peu de tems après la destruction des corps enseignans.

On s'indigne avec raison de la mauvaise foi des étrangers qui s'approprient les idées et les découvertes de nos auteurs, sans indiquer la source où ils ont puisé d'une main hardie; n'est-il donc pas encore plus révoltant de voir quelques-uns de nos compatriotes garder un silence calculé sur des ouvra- qu'ils copient imperturbablement, et ne pas même en indiquer les titres aux élèves, sous le vain prétexte d'un dédain affecté pour l'étalage d'une érudition pédantesque? L'homme de bien ne voit dans cette excuse frivole qu'un manque de délicatesse et de bonne foi.

La malignité pourra peut-être ici faire des applications malveillantes; nous déclarons que notre but a été seulement de signaler un abus, et non ceux qui s'en rendent coupables.

Parmi les nombreuses expériences faites sur les

animaux, il en est peu qui aient donné des résultats bien avantageux, et il est à désirer que l'on ne néglige pas l'étude de l'homme sain et l'étude de l'homme malade lui-même, pour aller chercher dans les viscères des animaux ce qu'on n'y trouvera peut-être jamais.

Rien ne nous paraît plus remarquable que l'application faite par Cabanis de la philosophie moderne à la médecine; cet immortel auteur doit être compté au nombre de ceux qui ont le plus contribué à l'avancement de la philosophie médicale; son ouvrage est un beau monument élevé en l'honneur des sciences au XIXe. siècle.

L'esprit de méthode et de classification que le goût pour l'histoire naturelle avait mis en vogue, et qui découlait naturellement des travaux des philosophes du XVIIIe. siècle, inspira le désir d'avoir une classification des maladies plus régulière que celles de Sauvages et de Cullen; ce vœu a été réalisé par la publication d'un ouvrage prôné avec enthousiasme dès qu'il parut, considéré ensuite comme un code médical presque sacré, et depuis attaqué avec chaleur, même par les élèves de son auteur. Cet ouvrage a tous les défauts et tous les avantages attachés aux compositions de ce genre, mais il est incomparablement meilleur que tous ceux de même espèce qui ont été publiés depuis le premier essai de Plater. Nous ne pouvons nous empêcher de consigner ici notre regret sur la manière dont on s'efforce actuellement d'enlever à un auteur justement célèbre la réputation que lui ont valu d'honorables travaux, et que ne peuvent lui ravir quelques erreurs.

Les fièvres, distribuées en plusieurs classes, ont paru, pendant quelques années, être enfin ramenées à des espèces fixes et déterminées. Cependant les praticiens retrouvaient rarement au lit des malades ces tableaux de maladies simples, si bien dessinés dans les livres de nosographie dont les auteurs semblaient avoir oublié les complications nombreuses des affections morbides. Le discrédit dans lequel la plus récente et la meilleure des pyrétologies commence à tomber, prouve que l'on espérerait en vain en trouver jamais une qui soit à l'abri de la critique.

A des efforts laborieux de classification ont succédé d'autres efforts plus heureux pour démontrer l'incertitude de toute distinction des fièvres, uniquement fondée sur la considération des symptômes. La recherche du siége des maladies, que les anciens avaient toujours vivement recommandée, que les médecins de tous les siècles poursuivaient avec ardeur, mais trop souvent avec une mauvaise méthode, a été de nouveau signalée aux bons observateurs.

L'anatomie pathologique s'est enrichie des recherches de plusieurs élèves distingués des nouvelles écoles. De ces élèves, les uns sont morts, et les vrais amis des sciences médicales déplorent leur perte; quelques-uns de ceux qui sont encore vivans ont mérité, par leur persévérance à agrandir le domaine de la médecine, de s'asseoir parmi leurs maîtres, et l'école qui les avait formés en a reçu un nouveau lustre.

Nous ne voulons pas dire que, jusques aux travaux de Bayle et de ses condisciples, on s'était abstenu de rechercher le siége des maladies ; cependant on doit avouer que dans les fièvres cette recherche avait été négligée ou faite avec peu de persévérance, ou même avec prévention.

L'histoire des phlegmasies, au contraire, fut promptement modifiée par les progrès positifs de l'anatomie pathologique ; si l'on insista trop sur la distinction des tissus que la pensée seule peut isoler, du moins on rapprocha les unes des autres les inflammations qui affectent des organes analogues et l'exposition des symptômes devint plus lumineuse, en même tems que le diagnostic fut plus facile.

Quoique nous possédions plusieurs bons ouvrages sur les hémorragies, ces affections sont peut-être de toutes les maladies celles dont l'histoire a été le moins perfectionnée depuis trente ans. Jusqu'ici on a trop négligé de rapprocher des hémorragies proprement dites, les épanchemens sanguins dans le tissu ou dans les cavités des organes sans issue naturelle. Ce sujet offre aux observateurs un vaste champ de recherches neuves qui ne pourraient manquer d'être utiles, si l'on en juge d'après celles du même genre, qui déjà ont été faites.

L'histoire générale des névroses n'est guère plus avancée qu'elle ne l'était jadis ; celle de l'apoplexie est plus complète sous le rapport anatomique, sans que le diagnostic en ait été perfectionné. Mais il est une classe de névroses dont la théorie et le traitement ont reçu les plus utiles modifications. Un Français a le premier porté le flambeau de la philosophie et les grandes vues d'un esprit supérieur, dans l'histoire à peine ébauchée des aliénations mentales. La place de son ouvrage, devenu un livre classique pour toute l'Europe, est marquée dans les fastes de l'art parmi les écrits immortels des grands observateurs de tous les siècles.

Quelques-unes des maladies organiques ont été étudiées avec plus de soin, sous le rapport des altérations qu'elles occasionnent dans les tissus de l'économie. On connaît les importans ouvrages publiés sur les maladies du foie, du poumon, de la plèvre, de l'estomac, des intestins et du péritoine. Ces diverses productions assurent à leurs auteurs la gloire d'avoir contribué aux progrès de l'art de guérir. L'histoire des maladies du cœur et des gros vaisseaux a été enrichie par les recherches de l'habile successeur de Desbois de Rochefort dans l'enseignement clinique.

Une excellente monographie des maladies de la peau, remarquable par des descriptions aussi vraies qu'animées et par le charme du style, n'a pas fait oublier, mais a remplacé dignement l'ouvrage de Lorry.

La science des signes dans les maladies, objet de la constante sollicitude des anciens, n'a guère été perfectionnée, par les modernes, dans tout ce qui se rapporte au pronostic. Cependant des praticiens éclai-

rés ont recueilli et appliqué à la pathologie de nos
jours tout ce qui a été fait à ce sujet ; ils y ont joint
plusieurs remarques qui leur sont propres, et qui
dénotent autant de sagacité que de talent pour l'observation.

La chirurgie s'est enrichie de plusieurs nouveaux
procédés opératoires ; les maladies qui font partie de
son domaine ont été mieux étudiées, les méthodes cu-
ratives ont été dirigées d'après les progrès de la physiologie ; divers traités ont été publiés sur cette
branche de l'art de guérir, et chacun d'eux mérite
la réputation qu'il a valu à son auteur. Enfin la chirurgie française a continué de servir de modèle à la
chirurgie européenne ; elle a inspiré aux Anglais
une heureuse émulation qui a produit de beaux résultats. On doit désirer que l'envie de reculer les bornes
de l'art ne fasse pas dépasser les limites de la pru-
dence, et que le désir de faire parler de soi n'en-
traîne pas les chirurgiens dans des opérations dont
l'humanité aurait à gémir.

La botanique a reçu une nouvelle direction, par la
distribution des plantes en familles naturelles. Cette
méthode ingénieuse, qui rapproche les végétaux dont
l'action sur le corps humain est à-peu-près la même,
plairait plus que toute autre aux médecins, parce
qu'elle met la botanique en harmonie avec la thérapeutique, si elle ne réunissait aussi des plantes dont
les propriétés médicales sont totalement différentes,
et dont quelques-unes même sont plus dangereuses

qu'utiles. L'on doit attendre du tems et des travaux de nos infatigables phytologues , le perfectionnement de ce système si séduisant en théorie.

La chimie a multiplié à l'infini ses découvertes depuis trente ans ; chaque jour elle fait de nouveaux progrès qui seront suivis par de nouveaux encore. La médecine en tirera-t-elle quelqu'avantage ? On peut en douter quand on considère que la science des affinités n'a éclairé en aucune manière le mécanisme des fonctions vitales , n'a fourni aucune lumière sur le diagnostic et l'étiologie des maladies.

Tout récemment un auteur, bien connu par son excellent esprit, a prouvé le peu de fondement des explications chimiques proposées pour rendre raison des phénomènes de la vie.

La chimie a fait mieux connaître les minéraux simples et composés , les principes immédiats des végétaux que le médecin emploie comme médicamens ; elle a tracé des règles parfaitement sûres, pour que le mélange de ces substances s'opère sans décomposition. Cependant, il faut le dire, l'art de formuler devient de jour en jour moins familier aux élèves de nos facultés.

La médecine légale a été cultivée en France avec plus de soin , et l'exemple des Allemands n'a pas été perdu pour nous. Des hommes d'un mérite éminent en ont fait l'objet spécial de leurs recherches. Il est une partie de cette science dans laquelle les Français se sont montrés supérieurs aux Allemands eux-mêmes ; c'est la toxicologie. L'action des substances vénéneuses appliquées au corps de l'homme a été étudiée d'après les principes de la physiologie. Des expériences ont été faites sur les animaux ; les progrès de la chimie ont fourni des moyens sûrs pour reconnaître la présence des substances vénéneuses dans les tissus, dans les cavités de nos organes, ou dans les liquides administrés par des mains criminelles.

On vient de voir que les médecins français, avant la révolution, s'en tenaient généralement à l'usage méthodique des moyens curatifs dont l'expérience avait démontré l'efficacité. Cette marche, la seule bonne, la seule qui soit avantageuse, a été vicieusement modifiée par l'introduction du système de Brown en France. Bien qu'on se soit élevé contre cette assertion déjà émise par un médecin des plus distingués, c'est une vérité si complètement démontrée pour tous les bons esprits, qu'elle deviendra bientôt triviale.

Le réformateur écossais, en réduisant tout le cadre pathologique à deux séries, offrit aux médecins séduits par la simplicité d'un pareil arrangement, l'attrayant espoir de porter la même simplicité dans la thérapeutique : bientôt il n'y eut plus que deux maladies et deux remèdes. On alla plus loin : on s'obstina à ne voir, dans la presque totalité des cas, que l'affection due à un défaut d'énergie. La saignée fut proscrite. Tout médecin expérimenté, qui se hasardait à en proposer une, était désigné à l'opinion publique comme un imprudent praticien, imbu d'erreurs surannées. On alla jusqu'à dire que cette opération convient rarement dans les inflammations de poitrine ; les congestions cérébrales même furent combattues avec des fortifians.

On aurait tort de conclure de ce que nous venons de dire, que la médecine est d'une effrayante versatilité, et qu'il suffit des rêveries d'un novateur téméraire pour faire abandonner le sentier de l'expérience et entraîner dans l'erreur les plus graves personnages.

Lorsque Brown attaqua les bases d'une science fondée sur vingt siècles d'observations, sans doute il parvint à entraîner plusieurs esprits plus ardens que justes, plus brillans que profonds, qui n'avaient pu encore être éclairés par l'expérience ; mais ses phrases ambitieuses, mais le langage de ses adeptes ne put rien sur l'esprit du plus grand nombre des médecins qui avaient puisé dans l'ancienne école une salutaire défiance pour tout ce qui porte avec soi un caractère de nouveauté, pour tout ce qui est entièrement différent de ce que l'expérience des siècles a prouvé être bon et utile, et pour tout ce qui est exclusif. La voix de ces sages praticiens fut sans doute trop souvent étouffée ; mais, nous le disons avec franchise, il s'est présenté un homme qui a osé prendre à parti leurs antagonistes. Sa gloire serait sans tache s'il n'eût en quelque sorte trahi une si belle cause par quelques défauts de convenance, dont au reste les années emporteront le souvenir. Ce médecin habile a fait ressortir avec la plus grande force l'importance de la recherche du siége des maladies, l'utilité des antiphlogistiques dans un grand nombre de cas où l'on s'efforçait de les proscrire d'après des idées purement spéculatives; il a fait remarquer que dans les fièvres l'inflammation joue un très-grand rôle, et qu'il importe d'y avoir égard pour le choix des moyens curatifs; il a fait connaître la manière dont plusieurs phlegmasies chroniques se manifestent, et les modifications que nécessite dans le traitement la nature des tissus malades : tels sont ses titres incontestables à la célébrité; mais rien ne peut autoriser à ne voir dans la presque totalité des cas, que des irritations et la nécessité de tirer une très-grande quantité de sang. Nous pensons que toute idée exclusive, que toute méthode trop généralisée, présente quelque chose d'incompatible avec la vérité; et si nous avons blâmé Brown qui ne voyait partout que faiblesse, nous blâmerons de même ceux qui ne voient que force partout. Au reste, ceci s'adresse moins au maître habile dont il s'agit qu'à plusieurs de ses élèves, dont le zèle indiscret a besoin d'être modéré pour être maintenu dans les bornes du vrai et de l'utile.

La plus heureuse des modifications introduites dans la médecine en France, depuis trente ans, est le nouveau mode d'enseignement. Nous ne pensons pas qu'il soit encore aussi bon qu'il pourrait l'être, mais on ne peut disconvenir qu'il est infiniment supérieur à celui qui était en vigueur avant la révolution. Alors, comme nous l'avons fait voir, les bons médecins se formaient presque seuls, ou par les soins de quelques hommes, mus non par la force des institutions, mais par leur propre génie. Maintenant tous les élèves reçoivent une instruction solide, qui les met sur la voie de l'observation et de l'expérience.

La physique, la chimie, la botanique et la zoologie sont actuellement enseignées avec le plus grand éclat par des savans dont les travaux ont contribué à l'illustration de notre patrie.

Des cours nombreux d'anatomie rendent l'étude de cette science plus facile. Chaque élève étudie, le scalpel à la main, les divers organes; il les touche, les isole les uns des autres, et parvient ainsi à mieux graver dans sa mémoire le tableau de leur conformation. Enfin les connaissances anatomiques sont maintenant plus répandues et plus solides parce que l'enseignement est meilleur.

La physiologie compte plusieurs professeurs qui ont beaucoup contribué aux progrès de cette science, et différens jeunes médecins qui, dans leurs cours particuliers, annoncent la maturité d'un talent précoce.

L'hygiène, si négligée autrefois, du moins à Paris, a depuis été enseignée de la manière la plus brillante par un professeur justement célèbre, dont le silence excite aujourd'hui d'autant plus de regret que son ouvrage attendu depuis si long-tems n'a point encore paru.

Des cours de clinique médicale et chirurgicale attirent sur les pas d'habiles praticiens la foule des élèves. L'impulsion donnée par Desbois de Rochefort et par Desault se fait encore sentir, parce qu'elle a été entretenue et favorisée par le zèle et les grands talens de leurs successeurs. Cependant l'enseignement de la médecine-pratique n'est pas encore ce qu'il devrait être et c'est surtout dans cette partie de nos institutions qu'on doit espérer un perfectionnement vivement désiré de tous les bons esprits.

Pourquoi faut-il que l'une des parties les plus intéressantes des sciences médicales soit aujourd'hui si négligée? L'histoire naturelle des médicamens est très-bien connue; mais tandis que les procédés opératoires, les cas où l'on doit les pratiquer, ceux où il faut s'en abstenir, enfin les divers moyens chirurgicaux, sont exposés avec une grande sagacité par les grands chirurgiens de l'ancienne et de la nouvelle école de Paris, il reste à désirer un cours où les vrais principes de la thérapeutique médicale soient développés avec cette supériorité de vue que l'on ne peut exiger que d'un praticien éclairé. Cette lacune dans l'enseignement vient en partie de ce qu'on a poussé trop loin le scepticisme. Les nouveaux ouvrages que nous avons sur la matière médicale et la thérapeutique semblent destinés à ôter toute confiance dans l'action des substances médicamenteuses, plutôt qu'à faire connaître celles que l'on doit employer et les règles qu'il faut suivre dans leur administration.

On aurait tort de faire consister la science des agens curatifs dans la connaissance de tout le fatras des auteurs qui ont écrit sur cette matière ; mais, sans accumuler ridiculement recette sur recette, et sans attribuer aux remèdes toutes les propriétés que leur ont accordées pompeusement des écrivains enthousiastes ou crédules, ne serait-il pas tems enfin de rassembler en un corps complet de doctrine tout ce que l'observation raisonnée a appris de positif sur les qualités médicamenteuses des agens dont la description fait le sujet de la matière médicale, et sur l'art de les appliquer au corps humain, d'après les indications et d'après les règles de la thérapeutique.

Depuis plusieurs années, l'étude du diagnostic des maladies absorbe l'attention générale ; on s'est beaucoup occupé du soin de connaître le nom qu'il convient de leur imposer, et l'on a trop négligé les principes sur lesquels repose la science qui enseigne à les guérir. Ces principes sont connus des bons praticiens qui les transmettent à leurs élèves de vive voix et par leur exemple ; mais il reste encore à désirer un enseignement régulier sur cette partie la plus importante de la médecine, puisque c'est surtout elle qui constitue proprement la science du médecin, puisqu'elle est le complément de toutes les sciences médicales qui, en quelque sorte, ne lui servent que d'introduction. Lorsque nous n'aurons plus rien à désirer en ce genre,

.... moins que les connaissances humaines le permettent, alors seulement on pourra marquer une nouvelle époque dans l'histoire de la médecine.

Cette époque, sera caractérisée par l'heureuse alliance de la pratique avec la théorie. Tout porte à croire que nous touchons au moment où cette réforme salutaire préparée depuis long-tems sera complète.

Les différentes parties de l'art de guérir comptent actuellement plusieurs jeunes médecins, dont le début donne les plus brillantes espérances. Les uns se livrent avec ardeur à l'étude de l'anatomie, et reculent les bornes de cette science sur laquelle il semblait qu'il n'y avait plus rien de neuf à dire; les autres soumettent les phénomènes de la vie à une analyse exacte, et corrigent le langage de la physiologie; d'autres ajoutent au domaine si étendu de l'anatomie pathologique, et appliquent cette science à la physiologie, à la pathologie elle-même; plusieurs promettent de devenir surtout d'habiles praticiens; quelques-uns jetant un coup-d'œil hardi sur tout ce qui a été dit ou écrit jusqu'à nos jours, sur l'art de guérir, cherchent à mettre de l'ordre dans ce vaste répertoire des travaux de vingt siècles. Pleins de la bouillante activité de leur âge, les uns et les autres seront un jour l'honneur des sciences médicales.

Espérons que bientôt il s'élevera un homme de génie capable d'embrasser, d'un seul coup-d'œil, tout ce qui aura été fait jusqu'à lui, pour en former un édifice régulier qui bravera les efforts du tems, et auquel les travaux de la postérité pourront ajouter sans en rien retrancher. Alors la pratique et la théorie se prêteront un mutuel secours; l'expérience mieux consultée sera mieux comprise; le langage médical ne sera plus en opposition avec la conduite des praticiens, et tous les doutes sur la certitude de la médecine, provoqués par le scandale de la discordance des sectes, seront dissipés.

C. BALLARD, Imprimeur du Roi, rue J.-J. Rousseau, n° 8.

www.ingramcontent.com/pod-product-compliance
Lightning Source LLC
LaVergne TN
LVHW020624180726
843502LV00006B/1860